Amene FKI
Mounira HAJJAJI
Walid FEKI

Determinantes do comportamento tabágico numa população ativa

Amene FKI
Mounira HAJJAJI
Walid FEKI

Determinantes do comportamento tabágico numa população ativa

ScienciaScripts

Imprint

Cover image: www.ingimage.com

This book is a translation from the original published under ISBN 978-620-6-71183-4.

Publisher:
Sciencia Scripts
is a trademark of
Dodo Books Indian Ocean Ltd. and OmniScriptum S.R.L publishing group

120 High Road, East Finchley, London, N2 9ED, United Kingdom
Str. Armeneasca 28/1, office 1, Chisinau MD-2012, Republic of Moldova, Europe
Printed at: see last page
ISBN: 978-620-7-62207-8

PLANO

INTRODUÇÃO

O tabaco é uma das principais causas de morte no mundo, mas também a principal causa de morte evitável. É responsável por quase 6 milhões de mortes por ano em todo o mundo e causa centenas de milhares de milhões de dólares em perdas económicas todos os anos. A maioria destas mortes ocorre em países de baixo e médio rendimento, e este fosso deverá aumentar nas próximas décadas (1).

Na Tunísia, a prevalência do tabagismo continua a ser elevada e prevê-se que as consequências do tabagismo, em termos de mortalidade, sejam ainda mais graves nas próximas duas décadas, se não forem tomadas medidas eficazes de luta contra o tabagismo, nomeadamente medidas legislativas e regulamentares, medidas educativas eficazes e medidas para ajudar as pessoas a deixarem de fumar (2).A relação entre o tabagismo e o trabalho continua a ser um tema quente. Está bem documentado que fumar prejudica gravemente a saúde e prevê consequências profissionais como a incapacidade (3), a reforma antecipada (4) e o absentismo por doença (5). Atualmente, nos países desenvolvidos, o tabagismo no local de trabalho é quase totalmente proibido ou, pelo menos, existem políticas de combate ao tabagismo, frequentemente associadas a programas de cessação tabágica. No entanto, o tabagismo continua a ser um problema importante para a maioria da população ativa mundial, incluindo a Tunísia. Por isso, é sempre importante identificar os factores ligados ao ambiente e à organização do trabalho que podem contribuir - positiva ou negativamente - para determinar o comportamento tabágico.

A hipótese de que o ambiente de trabalho pode influenciar o comportamento tabágico é sugerida com base nos seguintes resultados: o ambiente de trabalho pode influenciar a probabilidade de deixar de fumar, a probabilidade de recaída após a cessação inicial e a quantidade de cigarros fumados (1-3). Estas três relações podem não funcionar necessariamente de forma independente umas das outras, e diferentes mecanismos podem contribuir para cada uma delas. Em primeiro lugar, os factores de stress no trabalho podem aumentar o consumo de tabaco ou dificultar a cessação (6-9). Em segundo lugar, os recursos no ambiente de trabalho, como a margem de decisão ou as recompensas, podem reforçar os recursos individuais e, assim, permitir reduzir o consumo de tabaco, deixar de fumar ou evitar recaídas (10). Em terceiro lugar, um desequilíbrio entre esforço e recompensa pode contribuir para um aumento da frequência do consumo de tabaco e para dificuldades em deixar de fumar (11). Os estudos científicos sobre o tabagismo relacionado com o trabalho produziram resultados contraditórios. Alguns autores sugeriram que o ambiente de trabalho, a qualidade de vida prejudicada e as elevadas exigências psicológicas no trabalho desempenham um papel bem estabelecido no comportamento tabágico (12,13). No entanto, noutros estudos, o stress no trabalho não foi fortemente associado ao tabagismo intenso (14,15).

Quanto à cessação tabágica, alguns autores consideram que pode ser menos provável em locais de trabalho com elevado stress psicológico e baixo controlo (16). Para outros, a importância dos factores psicossociais no trabalho não foi um fator preditivo do insucesso da cessação tabágica (17,18).

Perante todos estes resultados contraditórios e a ausência de uma relação formal entre o stress vivido no trabalho e o comportamento tabágico, coloca-se a questão da associação entre um desequilíbrio esforço/recompensa no trabalho e os hábitos tabágicos. Esta constatação levou-nos a estudar esta associação, nomeadamente numa população de trabalhadores de um distrito da Sociedade Nacional de Exploração e Distribuição de Água (SONEDE):

- Determinar a prevalência do tabagismo na população estudada

- Avaliação do stress no local de trabalho
- Determinar os factores que influenciam o comportamento tabágico, o nível de dependência e a motivação para deixar de fumar.

MATERIAIS E MÉTODOS

1. Tipo de estudo :

O presente estudo é um inquérito transversal descritivo e analítico que teve lugar num distrito da empresa nacional de exploração e distribuição de água (SONEDE) em Sfax e foi realizado durante um período de 2 meses (de 1 de dezembro de 2017 a 31 de janeiro de 2018).

2. População do estudo :

A população do estudo era constituída por trabalhadores do sexo masculino empregados na SONEDE em Sfax, fumadores ou não, divididos em 2 grupos de acordo com o seu tipo de atividade:

- Trabalhadores activos: são aqueles cuja atividade é manual (mecânicos, canalizadores, electricistas armazenistas, agentes polivalentes, motoristas, guardas de segurança).
- Trabalhadores sedentários: são os que exercem uma atividade de escritório (pessoal administrativo, engenheiros, técnicos, contabilistas).

A população foi também dividida em 2 grupos de acordo com o comportamento tabágico:

- Não fumadores actuais: nunca fumadores e ex-fumadores
- Fumadores actuais

Antes do início do inquérito, e durante uma entrevista pessoal, cada sujeito foi informado dos objectivos e do desenrolar prático do estudo, bem como do seu direito de se recusar a participar e/ou de se retirar sem ter de apresentar qualquer justificação.

3. Recolha de dados e definição de variáveis :

Os dados foram recolhidos através de um questionário que incluía :

3.1. Características demográficas e sócio-profissionais

O questionário permitiu recolher variáveis descritivas relativas às principais características sociodemográficas, nomeadamente a idade, o nível de escolaridade (primário, secundário ou universitário), o estado civil (solteiro, casado, divorciado ou viúvo), a profissão e a organização do trabalho (natureza das tarefas, tempo de serviço, número de horas trabalhadas por semana e horas extraordinárias (sim/não)).

3.2. História de tabagismo ativo :

Uma secção do questionário era específica para os fumadores e dizia respeito à história do tabagismo ativo (tipo de tabaco (cigarro, chicha e/ou neffa), idade de início, etc.), ao número médio de cigarros fumados por dia e à determinação de três classes de consumo (baixo consumo (<10 cigarros/dia), consumo moderado (entre 11-20 cigarros/dia) e consumo pesado (>20 cigarros/dia).), o número médio de cigarros fumados por dia com a determinação de três classes de consumo (consumo baixo (<10 cigarros/dia), consumo moderado (entre 11-20 cigarros/dia) e consumo pesado (>20 cigarros/dia)), tentativas anteriores de deixar de fumar (sim/não), a quantidade em anos-maço (AF) e outros comportamentos aditivos (álcool, café).

O nível de dependência do tabaco foi avaliado pelo teste de Fagerström:

- 0 a 2 pontos: sem dependência de nicotina
- 3 a 4 pontos: baixa dependência da nicotina
- 5 a 6 pontos: dependência moderada da nicotina

- 7 a 8 pontos: elevada dependência da nicotina
- 9 a 10 pontos: dependência muito forte da nicotina

A motivação para deixar de fumar foi avaliada utilizando o teste de Largue e Légeron:

- < 6: motivação insuficiente
- 7 a 13: motivação média
- >13: boa motivação

3-3- Medição do stress no trabalho

O modelo utilizado para caraterizar os factores de stress no trabalho é o modelo do Desequilíbrio Esforço/Recompensa de Siegrist (19), que se centra num compromisso negativo entre "Custos" e "Recompensas" no trabalho. Neste modelo, assume-se que uma carga de trabalho elevada é um fator extrínseco importante que contribui para um elevado dispêndio de esforço. As baixas recompensas, a outra componente do desequilíbrio, referem-se à escassez em termos de dinheiro, autoestima e controlo do estatuto profissional.

O questionário Siegrist tem 3 dimensões:

❖ **Esforço: pontuação de 6 a 30**

Pontuação = item1 + item2 + item3 + item4 + item5 + item6

❖ **Prémios: pontuações de 11 a 55**

Pontuação = item7 + item8 + item9 + item10 + item11 + item12 + item13 + item14 + item15 + item16 + item17

❖ **Sobreinvestimento: pontuação de 6 a 24**

Pontuação = item18 + item19 + (5 - item20) + item21 + item22 + item23

A pontuação do sobreinvestimento é então dicotomizada no tercil superior da distribuição na amostra do estudo, ou seja, um limiar de 18 na nossa amostra:

- <18: sem sobre-investimento
- ≥18: presença de sobreinvestimento

❖ **Construir a relação esforço/recompensa**

Rácio= 11/6 x pontuação do esforço / (66 - pontuação da recompensa)
Um rácio > 1 define os trabalhadores expostos a um desequilíbrio entre esforço e recompensa.

4. Ferramentas estatísticas :

Os dados recolhidos foram introduzidos e tratados com recurso ao software SPSS20.

4.1. Estudo descritivo

Na secção descritiva, enumerámos todas as características da população estudada. As variáveis qualitativas foram apresentadas sob a forma de frequências e percentagens. As variáveis quantitativas foram expressas em médias.

4.2. Estudo analítico

No estudo univariado, as percentagens foram comparadas através do teste Chi 2 ou do teste exato de Fisher, e as médias foram comparadas através do teste t de Student. O nível de significância foi fixado em 5%, e as diferenças foram consideradas significativas se $p<0,05$.

Relativamente ao nível de dependência tabágica, definimos 2 grupos:
- Sem dependência: inclui os fumadores não dependentes e os fumadores com baixa dependência.
- Dependência: inclui os fumadores moderadamente dependentes e os que têm

uma dependência forte a muito forte.

Relativamente à motivação para deixar de fumar, também definimos 2 grupos:

- Desmotivado: para fumadores com motivação insuficiente.
- Motivados: agrupamento dos fumadores com motivação média e boa.

Efectuámos uma análise multivariada utilizando a regressão logística binária para identificar os factores que influenciam o comportamento tabágico, a dependência da nicotina e a motivação para deixar de fumar.

5. Pesquisa bibliográfica

A pesquisa bibliográfica foi efectuada utilizando os seguintes motores de busca: "science direct.com", "em-consulte.com" e "pubmed.com", utilizando as seguintes palavras-chave: tabagismo, trabalhadores, stress,

6. Considerações éticas

O anonimato dos doentes foi respeitado. O estudo foi efectuado no estrito respeito pelo sigilo médico, sem qualquer conflito de interesses.

RESULTADOS

1. Características sócio-demográficas da população estudada

Participaram no inquérito 71 trabalhadores do sexo masculino, o que representa uma taxa de participação de 67,61% (71/105).

1.1. Idade

A idade média dos trabalhadores era de 43,96 +/- 11,06 anos, com extremos que variavam entre 23 e 59 anos.

1.2. Estado civil

A maioria dos trabalhadores (78,9%) era casada (Figura 1).

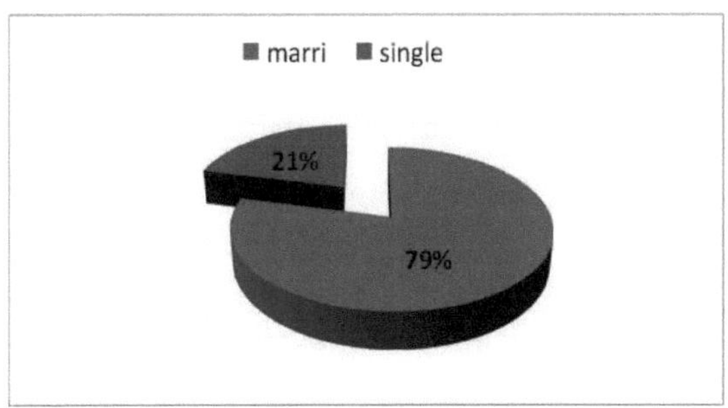

Figura 1: Repartição da população por estado civil

1.3. Nível de estudos

Mais de metade dos trabalhadores (57,7%) tinha o ensino secundário (quadro I).

Quadro I: Repartição da população por nível de ensino

Nível de estudos	Força de trabalho	Percentagem
Primário	14	19,7
Secundário	41	57,7
Universidade	16	22,6
Total	71	100

2. Características profissionais

2.1. Tipo de atividade

Mais de metade dos trabalhadores (56%) estavam a trabalhar (Figura 2).

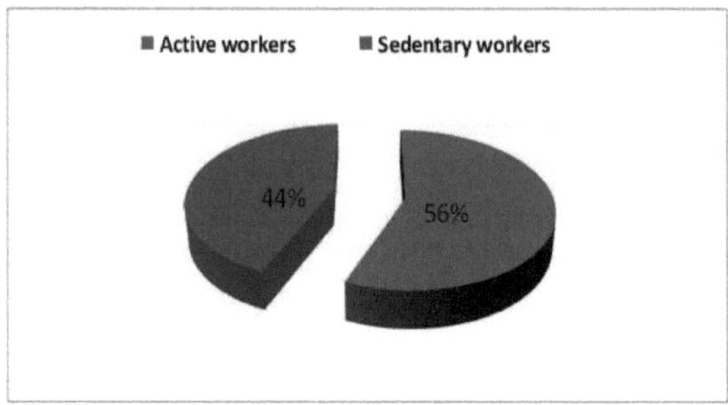

Figura 2: Repartição dos trabalhadores por tipo de atividade

2.2. Estação de trabalho

Os trabalhadores sedentários eram maioritariamente pessoal administrativo (18,3%) e engenheiros (11,3%). Os empregados activos eram maioritariamente mecânicos (12,7%) e trabalhadores polivalentes (8,5%) (Quadro II).

Quadro II: Repartição dos trabalhadores por posto de trabalho

Trabalhadores sedentários

Profissão	Força de trabalho	Percentagem
Agentes administrativos	13	18,3
	8	11,3
	4	5,6
Técnicos	5	7
Contabilistas	3	4,2
Mecânica	9	12,7
Lojistas	6	8,5
Elevadores	6	8,5
Canalizadores	5	7
Trabalhadores activosTurners	2	2,8
Condutores	2	2,8
Eletricista	1	1,4
Agente de segurança	1	1,4
Trabalhadores polivalentes	6	8,5
Total	71	100

Engenheiros chefes de secção

2.3. Tempo de serviço

O tempo médio de serviço era de 18,5 anos +/- 11,6 anos, com extremos que variavam entre 1 ano e 38 anos.

2.4. Ritmo de trabalho

O número médio de horas trabalhadas por semana foi de 40,8 +/- 2,08 horas. Quase um quarto dos trabalhadores (22,5%) efectuou horas extraordinárias.

3. Estudo do comportamento tabágico

3.1. Prevalência do tabagismo na população estudada

Sessenta e dois por cento dos trabalhadores costumavam fumar e 13% deixaram de o fazer (Figura 3).

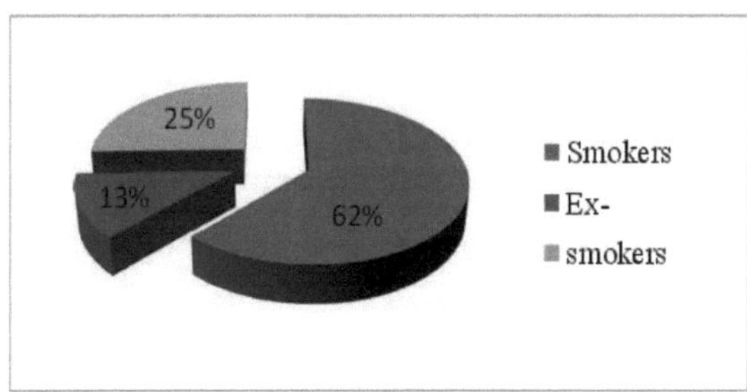

Figura 3: Repartição dos trabalhadores por perfil de fumador

3.2. Idade de início do consumo de tabaco

A idade média de início do consumo de tabaco foi de 17,7 ± 3,5 anos, com extremos que variaram entre 8 e 26 anos.

3.3. uantidade de tabaco

O número médio de cigarros fumados por dia foi de 19,5, variando entre 5 e 40 cigarros. A maioria (74,6%) fumava moderadamente (entre 11 e 20 cigarros por dia) (Figura 4).

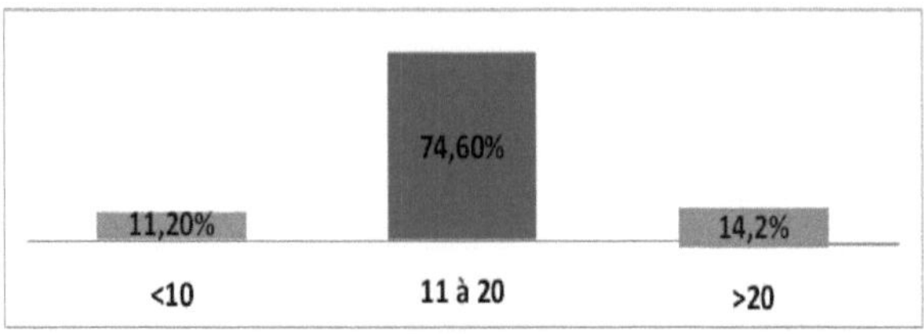

Figura 4: Repartição dos fumadores por número de cigarros fumados por dia

O número médio de pacotes de anos (YP) foi de 22,5 e variou entre 5 e 63 YP.

3.4. Fumar no local de trabalho

Todos os trabalhadores fumadores afirmaram ter fumado no local de trabalho, 93% dos quais fora dos intervalos.

3.5. Avaliar os conhecimentos dos fumadores sobre os efeitos nocivos do tabaco

Todos os trabalhadores que fumavam afirmaram estar conscientes dos efeitos nocivos do tabaco para a saúde, mas apenas 22,7% tinham recebido formação sobre como deixar de fumar.

3.6. Tentativas de deixar de fumar

A maioria dos fumadores (84,1%) tinha tentado deixar de fumar uma ou mais vezes, com uma média de duas tentativas.

3.7. Avaliação da dependência da nicotina

De acordo com o questionário de Fagerstrom, 31,8% dos fumadores eram altamente dependentes do tabaco (quadro III).

Quadro III: Repartição dos fumadores por nível de dependência do tabaco

Nível de dependência	Força de trabalho	Percentagem
Ausente (0 a 2)	10	22,7
Baixo (3 a 4)	9	20,5
Média (5 a 6)	10	22,7
Forte (7 a 8)	14	31,8
Muito forte (9 a 10)	1	2,3
Total	44	100

3.8. Avaliar a motivação para deixar de fumar

De acordo com o teste de Largue e Légeron, 40,9% dos trabalhadores fumadores estavam insuficientemente motivados para deixar de fumar (quadro IV).

Quadro IV: Repartição dos fumadores por nível de motivação para deixar de fumar

Nível de motivação	Força de trabalho	Percentagem
Insuficiente (pontuação < 6)	18	40,9
Média (pontuação de 7 a 13)	15	34,1
Bom (pontuação > 13)	11	25
Total	44	100

3.9. Outros tubos adutores

3.9.1. Alcoolismo

A maioria dos trabalhadores não era alcoólica em 87,3% dos casos.

3.9.2. Café

A maioria dos empregados (94,4%) bebeu café, com uma média de 2 chávenas por dia. Os fumadores consumiam mais café do que os não fumadores, com uma diferença estatisticamente significativa (p= 0,020).

4. Desequilíbrio entre esforço e recompensa

De acordo com o modelo de Siegrist, 35,2% dos trabalhadores apresentavam um desequilíbrio entre o esforço e a recompensa no trabalho (rácio > 1) (Quadro V).

Quadro V: Distribuição de acordo com a presença ou ausência de um desequilíbrio esforço-recompensa

Desequilíbrio

esforço/remuneração	Força de trabalho	Percentagem
Sim	25	35,2
Não	46	64,8

5. O sobre-investimento no trabalho

A presença de sobreinvestimento no trabalho afecta 33,8% dos trabalhadores (quadro VI).

Tabela VI: Distribuição de acordo com a presença ou ausência de sobreinvestimento no trabalho

Sobreinvestimento	Força de trabalho	Percentagem
Sim	24	33,8
Não	47	66,2

6. Determinantes do comportamento tabágico

6.1. Análise univariada

Os trabalhadores activos tinham maior risco de fumar do que os sedentários (p=0,038; OR=2,80; IC 95% [1,04 - 7,57]). O desequilíbrio esforço/recompensa foi mais frequente nos fumadores actuais do que nos não fumadores actuais, com uma diferença estatisticamente significativa (p= 0,021; OR= 3,66; IC 95% [1,17 - 11,44]) (tabela VII).

Quadro VII: Determinantes do comportamento tabágico na análise univariada

Factores socioprofissionais

Fumadores actuais Número (%) actuais

Não fumadores Tipo de Número de fumadores (%)	P ORIC Intervalo de confiança a 95%		
43,96 ± 11,8 Estudante	0,99	-	-
4 (26,7) Qui-quadrado	0,3	-	-
4 (28,6) 17 (41,5) Qui-quadrado 6 (37,5)	0,69	-	-
11 (27,5)Khi-deux	0,03	2,8	[1,04 - 7,57]
18,81 ± 12Estudante	0,87	-	-
41,2 ± 2,8Estudante	0,21	-	-
4 (25)Qui-quadrado	0,22	-	-
5 (20)Qui-quadrado	0,02	3,6	[1,17 - 11,4]
8 (33,3) Qui-quadrado	0,56	-	-

teste

Idade (média) 43,95 ± 11,12

Estado civil Solteiro	11 (73,3)	
Casado	33 (58,9)	23 (41,1)
Primário	10 (71,4)	
Nível de estudosSecundário	24 (58,5)	
Universidade	10 (62,5)	
Tipo de actividadeActivo	29 (72,5)	
Sedentário	15 (48,4)	16 (51,6)
Antiguidade	18,36 ± 11,3	
Número de horas/semana	40,52 ± 1,4	
Horas extraordinárias Oui	12 (75)	
Não	32 (58,2)	23 (41,8)
Desequilíbrio Sim	20 (80)	
esforço/remuneração Não	24 (52,2)	22 (47,8)
SobreinvestimentoOui	16 (66,7)	
Não	28 (59,6)	19 (40,4)

6.2. Análise multivariada

Na análise multivariada, o tabagismo foi associado apenas ao tipo de atividade (p=0,044; OR = 0,205; IC 95% [0,044 - 0,962]) (tabela VIII).

Quadro VIII: Determinantes do comportamento tabágico na análise multivariada

IC 95% para OR

Comportamento de fumador	p	OU	Inferior	Superior
Idade	0,465	-	-	-
Situação familiar	0,194	-	-	-
Nível de estudos	0,267	-	-	-
Tempo de serviço	0,785	-	-	-
Tipo de atividade	0,044	0,205	,044	,962
Desequilíbrio entre esforço e recompensa	0,425	-	-	-
Sobreinvestimento	0,845	-	-	-

7. Factores que determinam o nível de dependência do tabaco

7.1. Análise univariada

A dependência de nicotina esteve estatisticamente associada ao sedentarismo (p= 0,03; OR= 4,4; IC 95% [1,17 - 16,9]) e ao desequilíbrio entre esforço e recompensa (p= 0,001; OR = 11,3; IC 95% [2,5 - 50,3]) (tabela IX).

Tabela IX: Determinantes da dependência do tabaco na análise univariada

Facteurs socioprofessionnels		Dépendance Non Effectif (%)	Dépendance Oui Effectif (%)	Type de test	p	OR	IC à 95%
Age (moyenne)		44 ± 11,1	43,9 ± 11,3	Student	0,9	-	-
Situation matrimoniale	Célibataire	5 (45,5)	6 (54,5)	Ficher	1	-	-
	Marié	14 (42,4)	19 (57,6)				
Niveau d'étude	Primaire	2 (20)	8 (80)	Ficher	0,23	-	-
	Secondaire	11 (50)	11 (50)				
	Universitaire	6 (50)	6 (50)				
Type d'activité	Active	9 (31)	20 (69)	Khi-deux	0,03	4,4	[1,1-16,9]
	Sédentaire	10 (66,7)	5 (33,3)				
Ancienneté professionnelle		19,8 ±12,5	17,2 ± 10,5	Student	0,44	-	-
Nombre heures/semaine		40,3 ± 1,1	40,6 ± 1,6	Student	0,4	-	-
Heures supplémentaires	Oui	4 (33,3)	8 (66,7)	Khi-deux	0,5	-	-
	Non	15 (46,9)	17 (53,1)				
Déséquilibre efforts/ récompenses	Oui	3 (15)	17 (85)	Khi-deux	0,001	11,3	[2,5-50,3]
	Non	16 (66,7)	8 (33,3)				
Surinvestissement	Oui	6 (37,5)	10 (62,5)	Khi-deux	0,56	-	-
	Non	10 (46,4)	15 (53,6)				

7.2. Análise multivariada

Na análise multivariada, a dependência tabágica foi associada à presença de desequilíbrio esforço/recompensa (p=0,029; OR = 10,06; IC 95% [1,26 - 80,45]) (Tabela X).

Quadro X: Determinantes da dependência do tabaco na análise multivariada

Dependência do tabaco	p	OU	IC 95% para OR InferiorSuperior
Idade	0,659	-	--
Situação familiar	0,641	-	--
Nível de estudos	0,985	-	--
Tempo de serviço	0,367	-	--
Tipo de atividade	0,388	-	--
Horas extraordinárias	0,525	-	--
Desequilíbrio entre esforço e recompensa	0,029	10,068	1,26080,457
Sobreinvestimento	0,369	-	--

8. Factores determinantes da motivação para deixar de fumar

8.1. Análise univariada

A motivação para deixar de fumar foi associada à atividade sedentária (p=0,04; OR= 0,23; IC 95% [0,05-0,9]) (tabela XI).

Tabela XI: Determinantes da motivação para deixar de fumar na análise univariada

Facteurs Socioprofessionnels		Motivation Oui Effectif (%)	Motivation Non Effectif (%)	Type de Test	p	OR	IC à 95%
Age (moyenne)		41,8 ± 11	46,9 ±10,9	Student	0,14	-	-
Situation Matrimoniale	Célibataire Marié	7 (63,6) 19 (57,6)	4 (36,4) 14 (42,4)	Fisher	1	-	-
Niveau d'étude	Primaire Secondaire Universitaire	4 (40) 13 (59,1) 9 (75)	6 (60) 9 (40,9) 3 (25)	Fisher	0,24	-	-
Type d'activité	Active Sédentaire	14 (48,3) 12 (80)	15 (51,7) 3 (20)	Khi-deux	0,04	0,2	0,05-0, 9
Ancienneté professionnelle (moyenne)		15,9 ± 11,1	21,8 ± 10,9	Student	0,08	-	-
Heures supplémentaires	Oui Non	5 (41,7) 21 (65,6)	7 (58,3) 11 (34,4)	Fisher	0,18	-	-
Déséquilibre efforts/ récompenses	Oui Non	11 (55) 15 (62,5)	9 (45) 9 (37,5)	Khi-deux	0,61	-	-
Surinvestissement	Oui Non	10 (62,5) 16 (57,1)	6 (37,5) 12 (42,9)	Khi-deux	0,72	-	-

8.2. Análise multivariada

Na análise multivariada, a motivação para deixar de fumar foi associada à atividade do tipo sedentário (p = 0,03; OR = 27,65; IC 95% [1,38 - 552,3]) (tabela XII).

Tabela XII: Determinantes da motivação para deixar de fumar na análise Multivariada

			95% OR	
Motivação para deixar de fumar	p	OR	Mais baixo	Mais alto
Idade	0,731	-	-	-
Situação familiar	0,083	-	-	-
Nível de estudos	0,317	-	-	-
Tempo de serviço	0,100	-	-	-
Atividade sedentária	0,030	27,650	1,384	552,340
Horas extraordinárias	0,547	-	-	-
Desequilíbrio entre esforço e recompensa	0,781	-	-	-
Sobreinvestimento	0,795	-	-	-

DISCUSSÃO

A questão do tabagismo no local de trabalho continua a ser atual. A ausência de uma relação formal entre os riscos psicossociais vividos no trabalho e o comportamento tabágico sublinha a importância de estudar os efeitos destes riscos no comportamento tabágico, na dependência do tabaco e na baixa motivação para deixar de fumar numa população de trabalhadores de uma empresa de exploração e distribuição de água.

1. Pontos fortes e fracos do estudo

O nosso estudo tem um certo número de pontos fortes que merecem ser destacados:

- ► O inquérito é relativamente fácil de realizar.
- ► A sua duração é curta.
- ► É reproduzível e relativamente pouco dispendioso.
- ► Utilização de questionários normalizados e validados para avaliar a dependência do tabaco, a motivação para deixar de fumar e o desequilíbrio entre o esforço e a recompensa, reduzindo assim os enviesamentos de medição.
- ► Tomada em consideração de certos factores não relacionados com o trabalho, análise e avaliação de variáveis de confusão.

Apesar dos pontos fortes do nosso estudo, algumas limitações devem ser mencionadas:

- ► Enviesamento devido à não resposta de certos trabalhadores (taxa de participação = 67,6%)
- ► Pequena dimensão da amostra, o que coloca um problema em termos de estatísticas de teste de potência.
- ► Tipo de estudo: estudo transversal, pelo que não afirmamos que as associações observadas sejam prova de uma relação verdadeira. são necessários

estudos longitudinais para confirmar estas associações.

► Este estudo diz respeito a trabalhadores de uma empresa específica, o que pode dificultar a extrapolação destes resultados para a população em geral.

► Auto-declaração dos trabalhadores em resposta ao O desequilíbrio esforço/recompensa pode ser uma fonte de enviesamento devido a diferenças individuais na perceção, experiência e interpretação dos factores psicossociais no trabalho. Uma abordagem alternativa poderia consistir em modelar o efeito do IER (desequilíbrio esforço/recompensa) com a adição de uma pontuação ao nível de cada unidade de trabalho - por exemplo, atribuindo a cada participante uma pontuação média agregada do IER em cada unidade de trabalho, o que permitiria a utilização de uma abordagem analítica a vários níveis (20).

2. Prevalência do tabagismo

A prevalência do tabagismo na nossa população de estudo foi estimada em 63%. Esta prevalência é mais elevada do que a estimada por Fakhfakh R et al.(2) entre trabalhadores manuais, pessoal dos serviços, empregados e quadros médios (48,3% a 54,4%). É também muito mais elevada do que a relatada numa meta-análise de 15 estudos europeus envolvendo 166 130 trabalhadores (a prevalência do tabagismo foi de 25%) (21) e também noutro estudo realizado em 10 municípios e 21 hospitais na Finlândia, onde a prevalência do tabagismo entre os trabalhadores do sexo masculino foi estimada em 25% (22).

3. Determinantes do comportamento tabágico

3.1. Tipo de atividade :

No nosso estudo, o tabagismo foi mais prevalente nos trabalhadores activos do que nos sedentários (p=0,038; OR=2,80; IC 95% [1,04 - 7,57]). Este resultado foi consistente com vários estudos na literatura, como um estudo de trabalhadores do sexo masculino do Kôrin (23), no qual a prevalência de tabagismo foi maior nos trabalhadores activos do que nos trabalhadores de escritório (OR= 2,00, IC 95% [1,43 - 2,80]; RP= 1,33, IC 95% [1,12 - 1,59]), tendo esta diferença aumentado de 1998 a 2005 e diminuído de 2005 a 2009. Em geral, estes resultados indicam que a diferença nas taxas de tabagismo entre estas duas categorias profissionais diminuiu desde 2005, embora o tabagismo continue a ser mais provável e mais prevalente entre os trabalhadores activos. Outros estudos epidemiológicos mostraram também que o comportamento tabágico varia entre classes socioeconómicas (24,25) e entre diferentes categorias profissionais (26,27), com uma proporção mais elevada de fumadores e fumadores inveterados nas classes socioeconómicas mais baixas e em profissões de "colarinho azul". Foram comunicadas diferenças nas taxas de tabagismo de 20-30% entre as classes socioeconómicas mais baixas e mais altas (25,28). Os processos pelos quais estas diferenças sociais no tabagismo são formadas e mantidas não estão bem documentados, mas existem pelo menos duas hipóteses plausíveis: (1) que estas diferenças se devem à seleção e (2) que se devem à influência de factores sociais e do ambiente profissional. Para a maioria dos fumadores, o tabagismo é um hábito que se instala antes da entrada no mercado de trabalho, o que favorece a hipótese da seleção. No entanto, alguns estudos revelaram grandes diferenças nas taxas de cessação do tabagismo entre diferentes empregos (29,30). Nos Estados Unidos, em 1997, a prevalência do tabagismo entre os trabalhadores de "A proporção de trabalhadores de colarinho azul era quase o dobro da dos trabalhadores de colarinho branco (37% contra 21%). Estas disparidades foram também observadas entre as trabalhadoras (33% entre as mulheres de "colarinho azul" contra 20% entre as trabalhadoras de "colarinho branco"). Além disso, a taxa de tabagismo diminuiu mais lentamente entre os trabalhadores activos do que entre os outros trabalhadores (27). Uma análise dos dados do National Health Interview Survey (NHIS) nos Estados Unidos em 2000 (31) revelou que a prevalência do tabagismo era mais elevada entre as categorias profissionais mais desfavorecidas, com baixos níveis de educação e baixos rendimentos, e que cada um destes indicadores de desenvolvimento socioeconómico estava positivamente associado à prevalência do tabagismo. Estas disparidades reflectem problemas estruturais mais amplos que envolvem uma série de factores socioeconómicos que, em última análise, têm efeitos significativos na saúde e nos comportamentos aditivos (32). Por exemplo, os resultados do estudo do condado de Alameda mostraram que comportamentos como o tabagismo estão associados a baixos rendimentos e variam em função do contexto socioeconómico (33). Todos estes resultados sobre a prevalência do tabagismo por categoria profissional sublinham a necessidade de novas abordagens para o controlo do tabaco no local de trabalho.

3.2. Desequilíbrio entre esforço e recompensa

De acordo com o modelo de Siegrist, 35,2% dos trabalhadores apresentavam um desequilíbrio entre o esforço e a recompensa no trabalho (rácio > 1). Este desequilíbrio era mais frequente entre os fumadores actuais do que entre os não fumadores actuais, com uma diferença estatisticamente significativa (p= 0,021; OR= 3,66; IC 95% [1,17 - 11,44]). Este resultado foi consistente com vários estudos que relatam uma associação entre o desequilíbrio esforço/recompensa (35) e o tabagismo. Num estudo finlandês com 46 190 trabalhadores, Kouvonen et al (22) referiram que um rácio esforço/recompensa elevado estava associado ao tabagismo (OR= 1,28). Depois de terem em conta a idade, o nível de educação, a situação profissional, o tipo de emprego e o estado civil, verificou-se que os trabalhadores que tinham mais stress no trabalho eram mais frequentemente fumadores do que os seus colegas que tinham menos stress. Do mesmo modo, num estudo de coorte realizado nos Estados Unidos, o stress psicossocial foi associado ao comportamento tabágico em adultos activos (15). No entanto, outros estudos não referiram uma associação entre o stress no trabalho e o tabagismo (36-39). De facto, um estudo realizado na Índia (40) não revelou uma associação significativa entre os diferentes domínios da pontuação do desequilíbrio esforço/recompensa e a presença de hábitos aditivos, mas foi encontrada uma associação significativa entre um rácio ≥1 e o tabagismo.

4. Factores que determinam o nível de dependência do tabaco :

4.1. Tipo de atividade :

Os trabalhadores activos apresentavam um nível mais elevado de dependência da nicotina do que os trabalhadores sedentários (p= 0,03; OR= 4,4; 95% CI [1,17 - 16,9]). Este resultado foi consistente com o estudo realizado em Korai (23) com trabalhadores do sexo masculino, em que o tabagismo pesado (>20 cigarros/dia) foi mais comum entre os que realizavam actividades manuais. Segundo os autores, essa diferença entre os dois grupos em termos de intensidade do tabagismo indica que as políticas antitabagistas foram menos eficazes entre os trabalhadores ativos do que entre os sedentários. O baixo nível de escolaridade também foi relatado como um fator relacionado com a quantidade de cigarros fumados (41). Outros estudos epidemiológicos mostraram também que a dependência do tabaco varia entre diferentes categorias profissionais (26, 27, 29), com uma proporção mais elevada de fumadores pesados em profissões de "colarinho azul".

4.2. Desequilíbrio entre esforço e recompensa

O nível de dependência do tabaco foi fortemente associado a um desequilíbrio entre o esforço e a recompensa (p= 0,001; OR = 11,3; 95% CI [2,5 - 50,3]). Este resultado foi consistente com o estudo de Kouvonen et al. (22), que demonstrou que um rácio esforço-recompensa elevado estava associado a uma maior intensidade tabágica (OR = 1,19). Peter et al (42) também observaram uma associação positiva entre a relação esforço-recompensa e a intensidade do tabagismo num estudo transversal realizado na Alemanha. Na revisão sistemática realizada por Albertsen et al (43), as variações na quantidade fumada entre os fumadores foram diretamente influenciadas pelas exigências do local de trabalho. No entanto, um estudo australiano (n=1.101) concluiu que uma relação esforço-recompensa elevada estava associada a uma maior dependência do tabaco nas mulheres, mas não nos homens (44). Do mesmo modo, um estudo realizado com pessoal de escritório na Índia não encontrou qualquer associação entre a dependência da nicotina e o stress relacionado com o trabalho (40). Em termos de mecanismos biológicos, o stress no trabalho pode levar a respostas biológicas (por exemplo, disfunção do sistema meso-límbico/dopaminérgico no cérebro), que resultam na dependência de uma substância (álcool ou tabaco) (45). Em termos de mecanismos psicológicos, o stress no trabalho prediz angústia psicológica, como a ansiedade e a depressão; estes indivíduos adoptarão então comportamentos de risco para a saúde (centrados nas emoções de coping) para aliviar ou evitar temporariamente a sua angústia psicológica e desviar a sua atenção da situação stressante (46). De facto, Jenkins et al (47) referiram que o investimento no trabalho estava presente em 53% dos fumadores pesados (> 20 cigarros por dia), 47% dos fumadores ocasionais (< 20 cigarros por dia) e 41% dos não fumadores. Concluíram então que o sobre-investimento estava associado ao estado de fumador após 4 anos de seguimento. Shekelle et al (48) também descobriram que o sobreinvestimento no trabalho estava positivamente associado à intensidade do tabagismo (número de cigarros fumados por dia) num estudo transversal de 4108 adultos nos Estados Unidos.

5. Factores profissionais que determinam a motivação para deixar de fumar

No nosso estudo, a motivação para deixar de fumar foi associada apenas ao tipo de atividade sedentária (p=0,04; OR= 0,23; IC 95% [0,05- 0,9]). De facto, 80% dos trabalhadores sedentários estavam motivados para deixar de fumar, em comparação com 48,3% dos trabalhadores activos. Este resultado foi consistente com uma série de estudos que encontraram grandes diferenças nas taxas de cessação tabágica entre diferentes profissões (29,30), que estes autores acreditam poderem ser influenciadas pela seleção de níveis educacionais mais elevados e mais recursos pessoais para deixar de fumar nas classes socioeconómicas mais elevadas. O baixo nível socioeconómico foi também reportado como um fator de insucesso na cessação tabágica (49). No nosso estudo, a motivação para deixar de fumar não foi associada à presença de um desequilíbrio entre esforço e recompensa. Este mesmo resultado foi relatado por Ota et al (50), que descobriram que a relação esforço-recompensa não era um fator preditivo para a cessação tabágica após 2 anos de acompanhamento de 1423 adultos no Japão. Outro estudo japonês sobre trabalhadores do sexo masculino (17) não encontrou qualquer relação entre níveis elevados de stress no trabalho e baixas taxas de cessação tabágica. De facto, Kouvonen (22) referiu que a cessação do tabagismo era mais frequente entre os trabalhadores com baixo esforço no trabalho. Do mesmo modo, na revisão sistemática realizada na Europa (43), a probabilidade de deixar de fumar era mais elevada entre os fumadores com um nível mais elevado de recursos no trabalho e um nível de exigência suficiente, e a recaída após a cessação era mais frequente quanto mais stressantes eram as exigências. Em contrapartida, o estudo de coorte dinamarquês mostrou que os fumadores com elevadas exigências no trabalho eram os mais susceptíveis de deixar de fumar (51).

CONCLUSÃO

O tabagismo é um importante fator de risco para muitas doenças e o seu impacto na saúde em geral está longe de ser negligenciável. É influenciado por várias características da população estudada, nomeadamente a categoria socioprofissional. Até à data, os factores determinantes do comportamento tabágico em relação às restrições profissionais não são bem conhecidos. A compreensão dos determinantes do comportamento tabágico é um elemento importante para ajudar os profissionais de saúde a desenvolver iniciativas de prevenção do tabagismo e a adotar estratégias para ajudar as pessoas a deixarem de fumar. Neste contexto, realizámos um inquérito a uma população de trabalhadores de um distrito da Sociedade Nacional de Exploração e Distribuição de Água (SONEDE), cujos objectivos foram determinar a prevalência do tabagismo na população estudada, avaliar o stress relacionado com o trabalho nesta população e determinar os factores que influenciam o comportamento tabágico, o nível de dependência do tabaco e a motivação para deixar de fumar.O presente estudo é um inquérito transversal descritivo e analítico que teve lugar num distrito da empresa nacional de exploração e distribuição de água (SONEDE) em Sfax e foi realizado durante um período de 2 meses (de 1 de dezembro de 2017 a 31 de janeiro de 2018). A população do estudo era constituída por trabalhadores do sexo masculino. Foram divididos de acordo com o seu tipo de atividade em 2 grupos: trabalhadores activos e trabalhadores sedentários com uma atividade de escritório. A população foi também dividida em 2 grupos de acordo com o seu comportamento tabágico: o grupo dos actuais não fumadores e o grupo dos actuais fumadores. Os dados foram recolhidos através de um questionário que especificava as características demográficas e socioprofissionais, nomeadamente a idade, o nível de escolaridade, o estado civil, a profissão e a organização do trabalho. Uma secção do questionário era específica para os fumadores e incidia sobre a história do tabagismo, o número médio de cigarros fumados por dia, as tentativas anteriores de deixar de fumar, o número de cigarros fumados num maço por ano (PA) e outros comportamentos aditivos (álcool, café). O nível de dependência do tabaco foi avaliado pelo teste de Fagerstrom e a motivação para deixar de fumar foi avaliada pelo teste de Largue e Légeron. O modelo utilizado para caraterizar os factores de stress no trabalho é o modelo de desequilíbrio esforço-recompensa de Siegrist, que inclui 3 dimensões (esforço, recompensa e sobreinvestimento) e que permite calcular um rácio (um rácio > 1 define os trabalhadores expostos a um desequilíbrio esforço-recompensa). 71 trabalhadores do sexo masculino participaram no inquérito, o que representa uma taxa de participação de 67,61% (71/105). A idade média dos trabalhadores era de 43,96 +/- 11,06 anos. A maioria dos trabalhadores (78,9%) era casada. Mais de metade dos trabalhadores (57,7%) tinha o ensino secundário. Mais de metade dos trabalhadores (56%) eram trabalhadores activos. A maioria dos trabalhadores sedentários era constituída por pessoal administrativo (18,3%) e engenheiros (11,3%). A maioria dos trabalhadores activos eram mecânicos (12,7%) e trabalhadores polivalentes (8,5%). O tempo médio de serviço foi de 18,5 anos +/- 11,6 anos. A prevalência do tabagismo na população estudada foi de 62%. A idade média de início do consumo de tabaco foi de 17,7 ± 3,5 anos. O número médio de cigarros fumados por dia foi de 19,5. A maioria (74,6%) era fumadora moderada. Todos os trabalhadores fumadores afirmaram conhecer os efeitos nocivos do tabaco para a saúde, mas apenas 22,7% tinham recebido formação sobre como deixar de fumar. De acordo com o questionário de Fagerstrom, 31,8% dos fumadores eram altamente dependentes do tabaco e, de acordo com o teste de Largue e Légeron, 40,9% estavam insuficientemente motivados para deixar de fumar. No que diz respeito à avaliação do stress no trabalho, segundo o modelo de Siegrist, 35,2% dos trabalhadores apresentavam um desequilíbrio esforço-recompensa (rácio > 1) e 33,8% estavam demasiado investidos no seu trabalho. Na análise univariada, os trabalhadores activos estavam mais expostos ao risco de serem fumadores do que os trabalhadores sedentários (p=0,038; OR=2,80; IC 95% [1,04 - 7,57]), mais dependentes do tabaco (p= 0,03; OR=

4,4; IC 95% [1,17 - 16,9]) e tinham menor motivação para deixar de fumar (p=0,04; OR= 0,23; IC 95% [0,05-0,9]). A presença de um desequilíbrio esforço-recompensa foi associada ao comportamento tabágico (p= 0,021; OR= 3,66; IC 95% [1,17 - 11,44]) e à dependência tabágica (p= 0,001; OR = 11,3; IC 95% [2,5 - 50,3]).Na análise multivariada, a atividade do tipo manual foi associada ao estado tabágico (p=0,044; OR = 0,205; IC 95% [0,044 - 0,962]) e à motivação para deixar de fumar (p=0.03; OR = 27,65; 95% CI [1,38 - 552,3]), enquanto a dependência do tabaco foi associada à presença de um desequilíbrio esforço-recompensa (p=0,029; OR = 10,06; 95% CI [1,26 - 80,45]). Os nossos resultados sugerem que a redução do stress no trabalho, assegurando um melhor equilíbrio entre o esforço pessoal e as recompensas obtidas, poderia prevenir o tabagismo. Os nossos resultados sugerem que a redução do stress no trabalho, garantindo um melhor equilíbrio entre o esforço pessoal e as recompensas obtidas, pode prevenir o tabagismo.

REFERÊNCIAS

1. Organização Mundial de Saúde. Relatório sobre a epidemia global do tabaco 2011. Separador "Aviso sobre os perigos".

2. Fakhfakh R, Hsairi M, Achour N. [Epidemiologia e prevenção do tabagismo na Tunísia: situação atual e perspectivas] Epidemiologia e prevenção do consumo de tabaco na Tunísia: uma análise. 2001;(janeiro de 2014).

3. Krokstad, S., Johnsen, R., Westin S. Social determinants of disability pension: a 10-year follow-up of 62,000 people in a Norwegian county population. Int J Epidemiol. 2002;31(6):1183-91.

4. Lund T, Iversen L, Poulsen KB. Factores do ambiente de trabalho, saúde, estilo de vida e estado civil como preditores de mudança de emprego e reforma antecipada em profissões fisicamente pesadas. Am J Ind Med. 2001 Aug;40(2):161-9.

5. Wooden M, Bush R. Smoking cessation and absence from work. Prev Med (Baltim). 1995 Sep;24(5):535-40.

6. Cohen S, Lichtenstein E. Perceived stress, quitting smoking, and smoking relapse. Heal Psychol. 1990;9(4):466-78.

7. Serxner S, Catalano R, Dooley D, Mishra S. Consumo de tabaco: seleção, stress ou cultura? J Occup Med. 1991 Oct;33(10):1035-9.

8. Steptoe A, Wardle J, Pollard TM, Canaan L, Davies GJ. Stress, social support and health-related behavior: a study of smoking, alcohol consumption and physical exercise. J Psychosom Res. 1996 Aug;41(2):171-80.

9. Westman M, Eden D, Shirom A. Job stress, cigarette smoking and cessation: The conditioning effects of peer support. Soc Sci Med. Pergamon; 1985 Jan 1;20(6):637-44.

10. Pucci, L.G., Haglund B. Organizational factors affecting smoking at work: results from focus group interviews with smokers and ex-smokers. J Prim Prev. 1993;14(2):115-27.

11. Cohen S, Schwartz JE, Bromet EJ, Parkinson DK. Mental health, stress, and poor health behaviors in two community samples. Prev Med (Baltim). 1991 Mar;20(2):306-15.

12. Brisson C, Larocque B, Moisan J, Vézina M, Dagenais GR. Psychosocial factors at work, smoking, sedentary behavior, and body mass index: a prevalence study among 6995 white collar workers. J Occup Environ Med. 2000 Jan;42(1):40-6.

13. Tsutsumi A, Kayaba K, Yoshimura M, Sawada M, Ishikawa S, Sakai K, et al. Associação entre características do trabalho e comportamentos de saúde em trabalhadores rurais japoneses. Int J Behav Med. 2003;10(2):125-42.

14. Kouvonen A, Vahtera J, Väänänen A, Vogli R De, Heponiemi T, Elovainio M, et al. Relationship between job strain and smoking cessation: the Finnish Public Sector Study. Tob Control. 2009 Apr;18(2):108-14.

15. Slopen N, Zobel Kontos E, Ryff CD, Ayanian JZ, Albert MA, Williams DR. Psychosocial stress and cigarette smoking persistence, cessation, and relapse over 9-10 years: A prospective study of middle-aged adults in the United States NIH Public Access. Cancer Causes Control. 2013;24(10):1849-63.

16. Ota A, Masue T, Yasuda N, Tsutsumi A, Mino Y, Ohara H, et al. Psychosocial job characteristics and smoking cessation: A prospective cohort study using the Demand- Control-Support and Effort-Reward Imbalance job stress models. Nicotine Tob Res. 2010 Mar;12(3):287-93.

17. Fukuoka E, Hirokawa K, Kawakami N, Tsuchiya M, Haratani T, Kobayashi F, et al. Job strain and smoking cessation among Japanese male employees: a two-year follow-up study. Ata Med Okayama. 2008 Apr;62(2):83-91.

18. Heikkilä K, Nyberg ST, Fransson EI, Alfredsson L, De Bacquer D, Bjorner JB, et al. Job strain and tobacco smoking: an individual-participant data meta-analysis of 166,130 adults in 15 European studies. Mazza M, editor. PLoS One. 2012 Jul 6;7(7):e35463.

19. Siegrist J. Adverse health effects of high-effort/low-reward conditions (Efeitos adversos para a saúde de condições de elevado esforço/baixa recompensa). J Occup Health Psychol. 1996 Jan;1(1):27-41.

20. Elovainio M, Pentti J, Linna A, Virtanen M, Vahtera J. Estudo observacional numa grande coorte profissional. 2006;422-7.

21. Nyberg ST, Fransson EI, Alfredsson L, Bacquer D De, Bjorner JB, Hamer M, et al. Job Strain and Tobacco Smoking: An Individual- Participant Data Meta-Analysis of 166 130 Adults in 15 European Studies. 2012;7(7).

22. Kouvonen A, Kivima M, Virtanen M, Pentti J, Vahtera J. Work stress, smoking status, and smoking intensity: an observational study of 46 190 employees. 2005;63-9.

23. Kim BG, Pang DD, Park YJ, Lee JI, Kim HR, Myong JP, et al. Tendências da taxa de tabagismo pesado e factores relacionados em grupos profissionais coreanos: análise dos dados KNHANES 2007-2012. BMJ Open. 2015;5(11):e008229.

24. Borg V, Kristensen TS. Social class and self-rated health: can the gradient be explained by differences in life style or work environment? Soc Sci Med. Pergamon; 2000 Oct 1;51(7):1019-30.

25. Marmot MG, Smith GD, Stansfeld S, Patel C, North F, Head J, et al. Health inequalities among British civil servants: the Whitehall II study (Desigualdades na saúde entre os funcionários públicos britânicos: o estudo Whitehall II). Lancet (Londres, Inglaterra). Elsevier; 1991 Jun 8;337(8754):1387-93.

26. Leigh JP. Occupations, cigarette smoking, and lung cancer in the epidemiological follow-up to the NHANES I and the California Occupational Mortality Study. Bull N Y Acad Med. 1996;73(2):370-97.

27. Nelson DE, Emont SL, Brackbill RM, Cameron LL, Peddicord J, Fiore MC. Cigarette smoking prevalence by occupation in the United States. A comparison between 1978 to 1980 and 1987 to 1990. J Occup Med. 1994 May;36(5):516-25.

28. Osler M, Gerdes LU, Davidsen M, Brønnum-Hansen H, Madsen M, Jørgensen T, et al. Socioeconomic status and trends in risk factors for cardiovascular diseases in the Danish MONICA population, 1982-1992. J Epidemiol Community Health. BMJ Publishing Group; 2000 Feb;54(2):108-13.

29. Lundberg Ö, Rosén B, Rosén M. Quem deixou de fumar? Resultados de um inquérito de painel sobre as condições de vida na Suécia. Soc Sci Med. 1991;32(5):619-22.

30. Osler M. Social class and health behaviour in Danish adults: a longitudinal study (Classe social e comportamentos de saúde em adultos dinamarqueses: um estudo longitudinal). Public Health. 1993 Jul;107(4):251-60.

31. Barbeau EM, Krieger N, Soobader M-J. Working class matters: socioeconomic disadvantage, race/ethnicity, gender, and smoking in NHIS 2000. Am J Public Health. Associação Americana de Saúde Pública; fevereiro de 2004;94(2):269-78.

32. Freudenberg N. Time for a national agenda to improve the health of urban populations. Am J Public Health. Associação Americana de Saúde Pública; 2000 Jun;90(6):837-40.

33. GA K. Aonde conduzem os percursos partilhados? Algumas reflexões sobre uma agenda de investigação. Psychosom Med. 1995;57:208-2012.

34. Graham H. Promoting health against inequality: using research to identify

targets for intervention - a case study of women and smoking. Health Educ J. Sage PublicationsSage CA: Thousand Oaks, CA; 1998 Dec 24;57(4):292-302.

35. Peter R. . Stress no trabalho, características de coping e o desenvolvimento de doenças coronárias: resultados de dois estudos. PsychologischeBeitrage. 1995;37:40-5.

36. Landsbergis PA, Schnall PL, Deitz DK, Warren K, Pickering TG, Schwartz JE. Job strain and health behaviors: results of a prospective study (Esforço no trabalho e comportamentos de saúde: resultados de um estudo prospetivo). Am J Health Promot. 1998 Mar 26;12(4):237-45.

37. Reed DM, LaCroix AZ, Karasek RA, Miller D, MacLean CA. Occupational strain and the incidence of coronary heart disease (Esforço profissional e incidência de doença coronária). Am J Epidemiol. 1989 Mar;129(3):495-502.

38. van Loon AJ, Tijhuis M, Surtees PG, Ormel J. Lifestyle risk factors for cancer: the relationship with psychosocial work environment. Int J Epidemiol. 2000 Oct;29(5):785- 92.

39. Netterstrøm B, Kristensen TS, Damsgaard MT, Olsen O, Sjøl A. Job strain and cardiovascular risk factors: a cross sectional study of employed Danish men and women. Br J Ind Med. 1991 Oct;48(10):684-9.

40. Priyanka R, Rao A, Rajesh G, Shenoy R. Stress associado ao trabalho e dependência da nicotina entre os agentes da autoridade em Mangalore, Índia. 2016;17:829-33.

41. Giskes K, Kunst AE, Benach J, Borrell C, Costa G, Dahl E, et al. Trends in smoking behaviour between 1985 and 2000 in nine European countries by education. J Epidemiol Community Heal. 2005 May 1;59(5):395-401.

42. Peter R, Siegrist J, Stork J, Mann H, Labrot B. [Cigarette smoking and psychosocial work stress in middle-management employees]. Soz Praventivmed.

1991;36(6):315-21.

43. Albertsen K, Borg V, Oldenburg B. A systematic review of the impact of work environment on smoking cessation, relapse and amount smoked. [Revisão] [50 refs].Preventive Medicine. 2006. p. 291-305.

44. Radi S, Ostry A, LaMontagne AD. Job stress and other working conditions: Relationships with smoking behaviors in a representative sample of working Australians (Relações com comportamentos tabágicos numa amostra representativa de trabalhadores australianos). Am J Ind Med. 2007 Aug;50(8):584-96.

45. Síndrome de Deficiência de Recompensa on JSTOR.

46. Chen M-J, Cunradi C. Stress no trabalho, burnout e consumo de substâncias entre os operadores de transportes urbanos: The potential mediating role of coping behaviour. Stress no trabalho. Taylor & Francis Group ; 2008 Oct;22(4):327-40.

47. Jenkins CD, Zyzanski SJ, Rosenman RH. Biological, psychological, and social characteristics of men with different smoking habits. Health Serv Rep. Association of Schools of Public Health; 1973 Nov;88(9):834-43.

48. Shekelle RB, Schoenberger JA, Stamler J. Correlatos da pontuação do padrão de comportamento JAS Tipo A. J Chronic Dis. 1976 Jun;29(6):381-94.

49. Hiscock R, Dobbie F, Bauld L. Smoking Cessation and Socioeconomic Status (Cessação do Tabagismo e Estatuto Socioeconómico): Uma atualização das evidências existentes de uma avaliação nacional dos serviços ingleses de parar de fumar. Biomed Res Int. 2015;2015:274056.

50. Ota A, Masue T YN et al. Características psicossociais do trabalho e cessação do tabagismo: A prospective cohort study using the Demand;Control;Support and Effort;Reward Imbalance job stress models.

Nicotine Tob Res. 2010;123:287-93.

51. Albertsen K, Hannerz H, Borg V, Burr H. Work environment and smoking cessation over a five-year period. Scand J Public Health. 2004 May;32(3):164-71.

APÊNDICES

Ficha de observação

FOLHA N° :

Idade

Anos

Estado civil: Solteiro □ Casado □ Divorciado □ Viúvo □ **Nível de escolaridade:** Primário □ Secundário □Bac □ Universitário □ **Profissão**:

Tempo de serviço anos

Tipo de trabalho: trabalho manual □ trabalho de escritório □ trabalho no terreno □

Horário de trabalho: manhã □ tarde □ noite □

Número de horas trabalhadas por semana:

Pausas durante o trabalho: não □ sim □

Hábitos :

Tabagismo: não □ sim □ Idade de início anos

Ainda fuma □ Deixou de fumar □ Está a tentar deixar de fumar □

Anos de tabagismo:Número de cigarros/dia:Quantidade de PA

Tipo de tabaco: cigarro □ neffa □ narguilé □

Fuma no local de trabalho? sim □não □

Em caso afirmativo, quando? durante os intervalos □ fora dos intervalos □

Tem conhecimento dos riscos para a saúde associados ao tabagismo? sim □ não □

Foi educado sobre a cessação do tabagismo no último ano? sim □ não□ Tentou parar de fumar: não □ sim □ número de tentativas:**Álcool:** não □ sim □ Quantidade:

Café: não □ sim □ número de cafés/dia:

Historial médico :

Doenças cardiovasculares :

Hipertensão □ Doença cardíaca isquémica □ Arterite MI □Outra

Doenças respiratórias :

DPOC □Asma □ DDB □ Bronquite crónica □ Pneumonia □

Outros

Doenças oncológicas :

KBP □ bexiga □VADS □ Outros:

Outros antecedentes:

Tempo de ausência do trabalho por razões médicas nos últimos 12 meses:

De que natureza

AVALIAÇÃO DA DEPENDÊNCIA QUÍMICA DA NICOTINA: QUESTIONÁRIO DE FAGERSTRÖM

Quanto tempo depois de acordar fuma o seu primeiro cigarro?	Nos primeiros 5 minutos	3	
	Entre 6 e 30 minutos	2	
	Entre 31 e 60 minutos	1	
	Após 60 minutos	0	
Tem dificuldade em abster-se de fumar em locais onde é proibido?	Sim	1	
	Não	0	
Que cigarro seria mais difícil de largar durante o dia?	Logo pela manhã	1	
	Qualquer outro	0	
Quantos cigarros fuma por dia, em média?	10 ou menos	0	
	11 à 20	1	
	21 à 30	2	
	31 ou mais	3	
Fuma mais de manhã do que à tarde?	Sim	1	
	Não	0	
Fuma quando está doente, ao ponto de ter de ficar na cama a maior parte do dia?	Sim	1	
	Não	0	
Total			

Caro(a) Senhor(a)

Teste de Largue e Légeron

Avaliação da motivação

Este questionário foi concebido para avaliar a sua motivação para deixar de fumar tabaco. Por favor, preencha-o, assinalando uma resposta por linha.

1- Acha que em 6 meses :

- Continuará a fumar o mesmo	0
- Terá reduzido ligeiramente o seu consumo de cigarros	2
- Terá reduzido significativamente o seu consumo de cigarros	4
- Terá deixado de fumar	8

2 - Quer deixar de fumar atualmente?

- De modo algum	0
- Um pouco	1
- Muitos	2
- Enormemente	3

3 - Acham que em 4 semanas :

- Continuará a fumar o mesmo	0
- Terá reduzido ligeiramente o seu consumo de cigarros	2
- Terá reduzido significativamente o seu consumo de cigarros	4
- Terá deixado de fumar	8

4 - Alguma vez se sentiu infeliz por fumar?

- nunca	0
- Por vezes	1
- Frequentemente	2
- sempre	3

Interpretação

< **6** motivação insuficiente

7 a 13 motivação média

>**13** boa motivação

Versão francesa do questionário Effort-Reward Imbalance - 2004

Para qualquer utilização, é favor citar estas duas referências:

Niedhammer I, Siegrist J, Landre MF, Goldberg M, Leclerc A. Etude des qualités psychométriques de la version française du modèle du Déséquilibre Efforts/Récompenses. Revista de Epidemiologia e de Saúde Pública 2000;48:419-437

Siegrist J, Starke D, Chandola T, Godin I, Marmot M, Niedhammer I, Peter R. The measurement of effort-reward imbalance at work: European comparisons. Ciências Sociais e Medicina 2004;58:1483-1499

1 Estou constantemente a ser pressionado pelo tempo devido a uma carga de trabalho pesada

Discordo.1 Concordo, e não me sinto nada perturbado.... 倰2

Ok, e estou um pouco confuso.................................... 倰3

Ok, e estou confuso 倰4

Ok, e estou muito confuso 倰5

2 Sou frequentemente interrompido e perturbado no decurso do meu trabalho

Discordo.1 Concordo, e não me sinto nada perturbado.... 倰2

Ok, e estou um pouco confuso.................................... 倰3

Ok, e estou confuso 倰4

Ok, e estou muito confuso 倰5

3 Tenho muitas responsabilidades no trabalho

Sem acordo... 倰1

Ok, e eu não estou confuso de todo............................. 倰2

Ok, e estou um pouco confuso.................................... 倰3

Ok, e estou confuso 倰4

Ok, e estou muito confuso 倰5

4 Sou muitas vezes obrigado a fazer horas extraordinárias

Discordo.1 Concordo, e não me sinto nada perturbado.... 倰2

Ok, e estou um pouco confuso.................................... 倰3

Ok, e estou confuso 倰4

Ok, e estou muito confuso 倰5

5 O meu trabalho exige esforço físico

Sem acordo...倰1

Ok, e eu não estou confuso de todo.............................倰2

Ok, e estou um pouco confuso....................................倰3

Ok, e estou confuso 倰4

Ok, e estou muito confuso 倰5

6 Nos últimos anos, o meu trabalho tem-se tornado cada vez mais exigente.

Discordo.1 Concordo, e não me sinto nada incomodado. 倰2

Ok, e estou um pouco confuso....................................倰3

Ok, e estou confuso 倰4

Ok, e estou muito confuso 倰5

7 Recebo o respeito que mereço dos meus superiores

De acordo...倰1

Discordo, e não estou nada incomodado 2

Discordo, e estou um pouco perturbado. 倰3

Não concordo e estou perturbado...................................倰4

Não concordo e estou muito perturbado 倰5

8 Recebo o respeito que mereço dos meus colegas

De acordo...倰1

Discordo, e não estou nada incomodado 2

Discordo, e estou um pouco perturbado. 倰3

Não concordo e estou perturbado...................................倰4

Não concordo e estou muito perturbado 倰5

9 No trabalho, recebo um apoio satisfatório em situações difíceis

Concordo..倭1

Discordo, e não estou nada incomodado 2

Discordo, e estou um pouco perturbado. 倭3

Não concordo e estou perturbado..................................倭4

Não concordo e estou muito perturbado 倭5

10Sou tratado de forma injusta no trabalho

Sem acordo..倭1

Ok, e eu não estou confuso de todo 倭2

Ok, e estou um pouco confuso.......................................倭3

Ok, e estou confuso 倭4

Ok, e estou muito confuso 倭5

11Estou a viver ou a esperar uma mudança indesejável na minha vida. situação de trabalho

Sem acordo..倭1

Ok, e eu não estou confuso de todo 倭2

Ok, e estou um pouco confuso.......................................倭3

Ok, e estou confuso 倭4

Ok, e estou muito confuso 倭5

12As minhas perspectivas de promoção são fracas

Sem acordo..倭1

Ok, e eu não estou confuso de todo 倭2

Ok, e estou um pouco confuso.......................................倭3

Ok, e estou confuso 倭4

Ok, e estou muito confuso 倭5

13 A segurança do meu emprego está ameaçada

Sem acordo..倰1

Ok, e eu não estou confuso de todo 倰2

Ok, e estou um pouco confuso.......................................倰3

Ok, e estou confuso 倰4

Ok, e estou muito confuso 倰5

14 O meu trabalho atual corresponde bem à minha formação

De acordo 倰1

Discordo, e não estou nada incomodado 2

Discordo, e estou um pouco perturbado. 倰3

Não concordo e estou perturbado...................................倰4

Não concordo e estou muito perturbado 倰5

15 Tendo em conta todos os meus esforços, recebo o respeito e a estima que mereço pelo meu trabalho

De acordo 倰1

Discordo, e não estou nada incomodado 2

Discordo, e estou um pouco perturbado. 倰3

Não concordo e estou perturbado...................................倰4

Não concordo e estou muito perturbado 倰5

16 Tendo em conta todos os meus esforços, as minhas perspectivas de promoção são boas.

Concordo	倰1
Não estou de acordo e não estou nada incomodado...	倰2
Não concordo, e estou um pouco confuso	倰3
Não concordo e estou perturbado	倰4
Não concordo e estou muito perturbado	倰5
17 Tendo em conta todos os meus esforços, o meu salário é satisfatório Concordo	倰1
Não estou de acordo e não me incomoda nada...	倰2
Não concordo, e estou um pouco confuso	倰3
Não concordo e estou perturbado	倰4
Não concordo e estou muito perturbado	倰5

18No trabalho, dou muitas vezes por mim a

Discordo totalmente

Sem acordo

De acordoSem dúvida

De acordo

pressionado pelo tempo............................倰1倰2倰3倰4

19Estou a começar a pensar em problemas na

trabalho assim que me levanto de manhã...........倰1倰2倰3倰4

20Quando chego a casa, é fácil para mim relaxar e esquecer o meu

trabalho. tudo sobre o meu trabalho.............倰1倰2倰3倰4

21As pessoas que me são próximas dizem que me sacrifico demasiado

para o meu trabalho..................................倰1倰2倰3倰4

22O trabalho ainda está na minha cabeça

quando vou para a cama................................倰1倰2倰3倰4

23Quando adio algo que devia estar a fazer nesse dia, tenho dificuldade em fazê-lo.

dificuldade em dormir à noite..............................倰1倰2倰3倰4

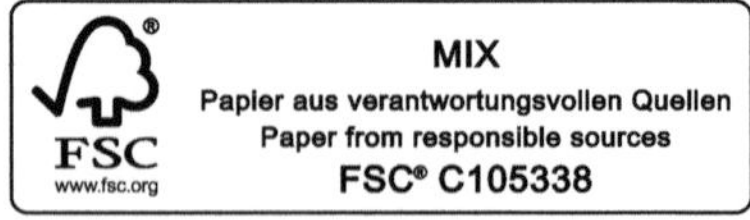

Printed by Books on Demand GmbH, Norderstedt / Germany